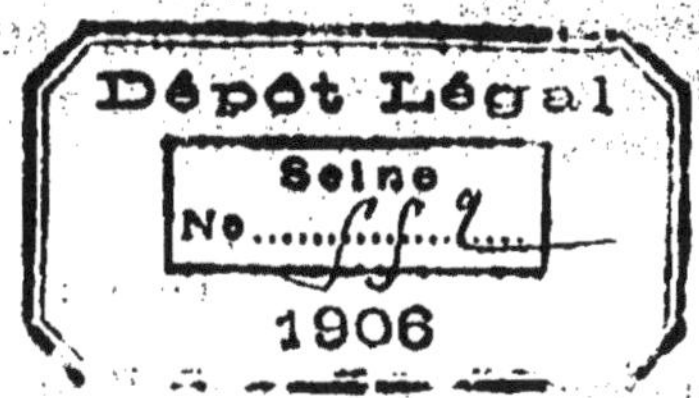

CLASSEMENT

DES PROFESSEURS DES FACULTÉS

ET

DES ÉCOLES SUPÉRIEURES DE PHARMACIE

AU 1er JANVIER 1906.

FACULTÉS ET ÉCOLES SUPÉRIEURES DE PHARMACIE.

LISTE DE CLASSEMENT.

En conséquence des promotions faites après présentations par le Comité consultatif de l'enseignement public (1re section), le cadre des professeurs des Facultés et des Écoles supérieures de pharmacie a été arrêté ainsi qu'il suit, au 1er janvier 1906 :

FACULTÉ DE THÉOLOGIE PROTESTANTE DE MONTAUBAN.

NOMS.	DATE de LA DERNIÈRE PROMOTION.
PREMIÈRE CLASSE.	
MM. Bruston	1er janvier 1892.
Wabnitz	1er janvier 1895.
DEUXIÈME CLASSE.	
MM. Doumergue	1er janvier 1887.
Montet	1er janvier 1893.
Leenhardt	1er janvier 1895.
TROISIÈME CLASSE.	
(Les professeurs sont classés par ordre d'ancienneté, conformément aux prescriptions du décret du 16 juillet 1881.)	

NOMS.	DATE de LA NOMINATION.
MM. Bois	1er août 1892.
Maury	12 novembre 1895.
Westphal	1er novembre 1900.

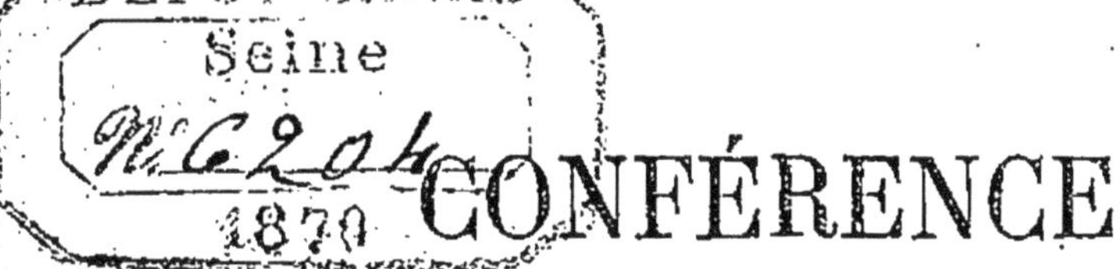

CONFÉRENCE

SUR LE

RÉGIME ALIMENTAIRE

PENDANT LE SIÉGE

FAITE A LA FACULTÉ DE MÉDECINE

Le 1er Octobre 1870

PAR

LE PROFESSEUR G. SÉE

PARIS

IMPRIMERIE DE DUBUISSON ET Ce

5, RUE COQ-HÉRON, 5

1870

FACULTÉS DE DROIT.

FACULTÉS.	NOMS.	DATE de la DERNIÈRE PROMOTION.	DATE D'AGRÉGATION.
	PREMIÈRE CLASSE.		
Lyon..........	MM. Caillemer.......	1er janvier 1887.	9 janvier 1862.
Poitiers........	Thézard........	1er janvier 1897.	20 avril 1865.
Bordeaux.......	Deloynes.......	1er janvier 1898.	30 avril 1866.
Dijon.........	Duverdier de Suze,	1er janvier 1899.	*Idem.*
Poitiers........	Le Courtois.....	*Idem*..........	7 juin 1867.
Bordeaux......	Vigneaux.......	*Idem*..........	16 mai 1872.
Montpellier.....	Vigié..........	1er janvier 1902.	11 mai 1870.
Caen..........	Villey.........	*Idem*..........	16 mai 1872.
Rennes.........	de Caqueray....	1er janvier 1904.	30 mai 1868.
Toulouse......	Deloume.......	*Idem*..........	30 avril 1866.
Dijon.........	Gaudemet......	1er janvier 1905.	30 mai 1868.
Bordeaux......	Le Coq.........	*Idem*..........	*Idem.*
Lyon..........	Garraud........	*Idem*..........	12 mai 1874.
Lyon..........	Appleton.......	*Idem*..........	15 juin 1875.
	DEUXIÈME CLASSE.		
Caen..........	MM. Guillouard......	1er janvier 1899.	11 mai 1870.
Poitiers........	Normand.......	1er janvier 1900.	*Idem.*
Bordeaux.......	Levillain.......	1er janvier 1901.	30 mai 1868.
Montpellier.....	Brémond.......	*Idem*..........	15 juin 1875.
Nancy.........	Blondel........	1er janvier 1902.	16 mai 1872.
Aix...........	Bry...........	*Idem*..........	17 mai 1873.
Caen..........	Danjon........	*Idem*..........	12 mai 1874.
Poitiers........	Arthuys........	1er janvier 1903.	15 juin 1875.
Nancy.........	Binet.........	1er janvier 1904.	17 mai 1873.
Bordeaux......	Marandout.....	*Idem*..........	16 mai 1872.
Lyon..........	Flurer.........	*Idem*..........	15 juin 1875.
Poitiers........	Parenteau-Dubeugnon	1er janvier 1905.	16 mai 1872.
Poitiers........	Petit..........	*Idem*..........	7 juin 1878.
Lyon..........	Cohendy.......	*Idem*..........	25 juillet 1879.
Grenoble......	Fournier.......	1er janvier 1906..	28 mai 1880.
	TROISIÈME CLASSE.		
Nancy.........	MM. Garnier........	1er janvier 1883.	12 mai 1874.
Toulouse.......	Paget..........	1er janvier 1884.	11 mai 1870.
Caen..........	Laisné-Deshayes..	1er janvier 1885.	7 juin 1867.
Rennes........	Vignerte.......	*Idem*..........	15 juin 1875.
Grenoble......	Guétat.........	1er janvier 1887..	23 octobre 1876.

FACULTÉS DE DROIT. (Suite.)

FACULTÉS.	NOMS.	DATE de la DERNIÈRE PROMOTION.	DATE D'AGRÉGATION.
	TROISIÈME CLASSE. (Suite.)		
Rennes	MM. Jarno	1er janvier 1887.	23 octobre 1876.
Nancy	May	*Idem.*	*Idem.*
Toulouse	Campistron	*Idem.*	15 juin 1875.
Grenoble	Tartari	1er janvier 1888.	9 juillet 1877.
Poitiers	Bonnet	1er janvier 1890.	7 juin 1878.
Dijon	Bailly	1er janvier 1892.	*Idem.*
Dijon	Desserteaux	*Idem.*	25 juillet 1879.
Nancy	Beauchet	*Idem.*	*Idem.*
Aix	Jourdan	1er janvier 1893.	*Idem.*
Poitiers	Barrilleau	*Idem.*	*Idem.*
Montpellier	Glaize	1er janvier 1894.	"
Nancy	Gardeil	*Idem.*	25 juillet 1879.
Rennes	Chatel	*Idem.*	*Idem.*
Toulouse	Vidal	*Idem.*	9 juillet 1877.
Toulouse	Wallon	1er janvier 1895.	25 juillet 1879.
Toulouse	Bressolles	*Idem.*	9 juillet 1877.
Lille	Vallas	1er janvier 1896.	21 mai 1881.
Rennes	Artur	*Idem.*	28 mai 1880.
Nancy	Bourcart	*Idem.*	23 mai 1881.
Caen	Lebret	1er janvier 1897.	1er janvier 1883.
Bordeaux	Despagnet	*Idem.*	23 mai 1881.
Lille	Lacour	1er janvier 1898.	*Idem.*
Bordeaux	Monnier	*Idem.*	1er janvier 1883.
Rennes	Turgeon	*Idem.*	23 mai 1881.
Toulouse	Rouard de Card (*en congé 1904-05.*)	*Idem.*	1er janvier 1883.
Montpellier	Laborde	1er janvier 1899.	*Idem.*
Aix	Bouvier-Bangillon	*Idem.*	*Idem.*
Toulouse	Hauriou	*Idem.*	*Idem.*
École d'Alger	Dujarier	*Idem.*	23 nov. 1885.
Nancy	Gavet	*Idem.*	1er janvier 1883.
Bordeaux	Duguit	*Idem.*	*Idem.*
Grenoble	Balleydier	1er janvier 1900.	*Idem.*
Aix	Lacoste	*Idem.*	23 nov. 1885.
Lille	Jacquey	1er janvier 1901.	12 mai 1884.
Caen	Cabouat	*Idem.*	1er janvier 1883.
Grenoble	Michoud	*Idem.*	*Idem.*
Lille	Mouchet	*Idem.*	12 mai 1884.
Montpellier	Charmont	*Idem.*	23 nov. 1885.
Dijon	Louis-Lucas	*Idem.*	1er janvier 1883.
Poitiers	Surville	*Idem.*	12 mai 1884.
Toulouse	Mérignhac	*Idem.*	*Idem.*
Nancy	Gény	*Idem.*	17 nov. 1887.

FACULTÉS DE DROIT. (Suite.)

FACULTÉS.	NOMS.	DATE de la DERNIÈRE PROMOTION.	DATE D'AGRÉGATION.
	TROISIÈME CLASSE. (Suite.)		
École d'Alger...	MM. Vincent........	1er janvier 1902.	17 nov. 1887.
Poitiers........	Prévot-Leygonie..	*Idem*..........	23 nov. 1885.
Rennes........	Fettu..........	*Idem*..........	1er janvier 1883.
Montpellier.....	Chausse........	*Idem*..........	23 nov. 1885.
Aix...........	Vermond.......	*Idem*..........	*Idem*.
École d'Alger...	Colin..........	*Idem*..........	17 nov. 1887.
Nancy.........	Chrétien........	*Idem*..........	1er janvier 1883.
Montpellier....	Meynial........	*Idem*..........	17 nov. 1887.
Rennes........	Blondel........	1er janvier 1903.	23 nov. 1885.
Aix...........	Moreau........	*Idem*..........	*Idem*.
Dijon.........	Tissier.........	*Idem*..........	1er nov. 1890.
Lille..........	Wahl..........	*Idem*..........	*Idem*.
Rennes........	Aubry (*en congé 1903-1904 et 1904-1905*)...	1er janvier 1902.	1er janvier 1883.
Bordeaux......	de Boeck.......	1er janvier 1904..	23 nov. 1885.
Aix...........	Audinet........	*Idem*..........	*Idem*.
Lyon..........	Pic............	*Idem*..........	1er nov. 1890.
Poitiers.......	Girault.........	*Idem*..........	1er nov. 1895.
Bordeaux......	Didier.........	1er janvier 1905.	17 nov. 1887.
Rennes........	Chauveau.......	*Idem*..........	1er nov. 1890.
Bordeaux......	Barde..........	*Idem*..........	*Idem*.
Nancy.........	Carré de Malberg.	*Idem*..........	*Idem*.
Grenoble......	Beudant........	*Idem*..........	1er nov. 1891.
Grenoble......	Capitant........	*Idem*..........	*Idem*.
Dijon.........	Truchy.........	*Idem*..........	1er nov. 1893.
Toulouse......	Fraissaingea.....	*Idem*..........	*Idem*.
Montpellier....	Valéry.........	*Idem*..........	*Idem*.
Aix...........	Cézar-Bru......	*Idem*..........	1er nov. 1895.
Caen.........	Biville.........	1er janvier 1906.	1er nov. 1891.
Toulouse......	Houques-Fourcade	*Idem*..........	*Idem*.
Bordeaux......	Chéneaux.......	*Idem*..........	1er nov. 1895.

QUATRIÈME CLASSE.

(Les professeurs sont classés par ordre d'ancienneté, conformément aux prescriptions du décret du 16 juillet 1881.)

FACULTÉS.	NOMS.	DATE de LA NOMINATION.	DATE D'AGRÉGATION.
Montpellier....	MM. Declareuil......	1er janvier 1898.	1er nov. 1893.
Dijon.........	Deslandres......	1er nov. 1896...	1er nov. 1891.
Rennes........	Bodin..........	8 mai 1899....	1er nov. 1893.

FACULTÉS DE DROIT. (Suite.)

FACULTÉS.	NOMS.	DATE de LA NOMINATION.	DATE D'AGRÉGATION.
	QUATRIÈME CLASSE. (Suite.)		
Nancy	MM. Michon	1er janvier 1902.	1er nov. 1893.
Lyon	Appleton (Jean)	8 mai 1899	1er nov. 1895.
Rennes	Grandmoulin (*en congé*)*	*Idem*	*Idem.*
Grenoble	Hitier	1er nov. 1903	*Idem.*
Rennes	Théloban	1er nov. 1900	1er déc. 1896.
Lille	Peltier	1er janvier 1902.	1er nov. 1895.
Dijon	Roux	1er nov. 1900	1er déc. 1896.
Lille	Collinet	*Idem*	*Idem.*
Grenoble	Cuche	1er nov. 1902	*Idem.*
Lyon	Bouvier	1er janvier 1902.	*Idem.*
Dijon	Moulin	*Idem*	*Idem.*
Lyon	Lambert	1er nov. 1900	*Idem.*
Caen	Debray	*Idem*	*Idem.*
Aix	Babled	1er janvier 1905.	11 nov. 1896.
Montpellier	Perreau**	4 avril 1903	1er nov. 1898.
Bordeaux	Benzacar	1er janvier 1902.	7 nov. 1897.
Grenoble	Geouffre de Lapradelle	*Idem*	10 nov. 1897.
Lyon	Josserand	1er janvier 1903.	1er nov. 1898.
Bordeaux	Sauvaire-Jourdan	1er nov. 1904	7 nov. 1897.
Caen	Le Fur	1er janvier 1902.	10 nov. 1897.
Lyon	Lameire	1er nov. 1902	*Idem.*
Lyon	Brouilhet	1er janvier 1904.	11 nov. 1899.
Grenoble	Reboud	*Idem*	*Idem.*
Montpellier	Margat	1er janvier 1903	1er nov. 1898.
Caen	Astoul	*Idem*	*Idem.*
Toulouse	Ferradou	1er juin 1905	*Idem.*
Bordeaux	Ferron	1er janvier 1903.	*Idem.*
Toulouse	Maria	4 avril 1903	*Idem.*
Toulouse	Gheusi	*Idem*	*Idem.*
Dijon	Percerou	14 avril 1903	*Idem.*
Montpellier	Moye	1er janvier 1904.	22 nov. 1899.
Lyon	Huvelin	*Idem*	26 nov. 1899.
Lille	Guernier (*en congé*)	*Idem*	11 nov. 1899.
Lyon	Lévy	1er janvier 1906.	18 nov. 1901.
Lille	Lévy-Ullmann	1er janvier 1904.	2 déc. 1899.
Montpellier	Rist	1er janvier 1906	11 nov. 1899.
Dijon	Gaudemet	1er janvier 1904.	2 déc. 1899.
Caen	Degois	*Idem*	*Idem.*

* Application du décret du 9 décembre 1898.

** *Chaire fondée par l'Université de Montpellier. — Les professeurs des chaires fondées par les Universités ne peuvent recevoir d'augmentation de traitement sur les fonds de l'État.*

FACULTÉS DE DROIT. (Suite.)

FACULTÉS.	NOMS.	DATE de la NOMINATION.	DATE D'AGRÉGATION.
	QUATRIÈME CLASSE. (Suite.)		
Grenoble	MM. Duquesne	8 janvier 1904	26 nov. 1899.
Poitiers	Politis	1er janvier 1906.	18 nov. 1901.
Toulouse	Mestre	1er nov. 1905	22 nov. 1899.
Lille	Jèze	1er janvier 1906.	18 nov. 1901.
Lille	Pilon	*Idem*	*Idem.*
Aix	Bonnecarrère	*Idem*	*Idem.*
Caen	Genestal du Chaumeil	*Idem*	*Idem.*
Dijon	Champeaux	*Idem*	*Idem.*
Caen	Allix	*Idem*	*Idem.*
Lyon	Gonnard	*Idem*	*Idem.*

FACULTÉS DE MÉDECINE.

FACULTÉS.	NOMS.	DATE de la DERNIÈRE PROMOTION.	DATE D'AGRÉGATION.
	PREMIÈRE CLASSE.		
Lille	MM. Folet	1er janvier 1889.	//
Lyon	Bondet	1er janvier 1890.	//
Lyon	Monoyer	*Idem*	18 juin 1863.
Lyon	Lortet	*Idem*	//
Lille	Gaulard (*en congé*)	1er janvier 1893.	4 sept. 1880.
Nancy	Charpentier	1er janvier 1894.	17 août 1878.
Bordeaux	Jolyet	1er janvier 1896.	//
Lyon	Renaut	1er janvier 1900.	//
Lyon	Lépine	1er janvier 1901.	19 avril 1875.
Nancy	Gross	1er janvier 1903.	19 mars 1869.
Toulouse	Hermann	1er janvier 1904.	//
Toulouse	Charpy	*Idem*	//
Bordeaux	Coÿne	1er janvier 1905.	//
	DEUXIÈME CLASSE.		
Nancy	MM. Bernheim	1er janvier 1893.	27 octobre 1869.
Montpellier	Grasset	*Idem*	19 avril 1875.
Nancy	Chrétien	1er janvier 1895	13 mars 1876.
Lyon	Morat	1er janvier 1896.	//
Montpellier	Tédenat	1er janvier 1899	4 sept. 1880.
Lyon	Lacassagne	1er janvier 1900.	3 mai 1872.

FACULTÉS DE MÉDECINE. (Suite.)

FACULTÉS.	NOMS.	DATE de la DERNIÈRE PROMOTION.	DATE D'AGRÉGATION.
	DEUXIÈME CLASSE. (Suite.)		
Nancy	MM. Weiss	1er janvier 1901.	4 sept. 1880.
Lille	Lescœur	1er janvier 1903.	"
Nancy	Spillmann	1er janvier 1904.	15 mai 1878.
Toulouse	Tourneux	*Idem.*	"
Toulouse	Caubet	*Idem.*	"
Montpellier	Hamelin	1er janvier 1905.	23 février 1869.
Lyon	Testut	1er janvier 1906.	27 juillet 1880.
	TROISIÈME CLASSE.		
Lille	MM. Castiaux	1er janvier 1889.	"
Lille	Dubar	*Idem.*	24 juillet 1883.
Lyon	Arloing	1er janvier 1890.	27 juillet 1880.
Lyon	Mayet	*Idem.*	"
Lyon	Pierret	*Idem.*	"
Lyon	Tripier	*Idem.*	"
Montpellier	Imbert	*Idem.*	23 juillet 1883.
Lille	Debierre	*Idem.*	10 sept. 1883.
Bordeaux	Lanelongue	1er janvier 1891.	"
Bordeaux	Masse	*Idem.*	24 juillet 1869.
Bordeaux	Vergely	*Idem.*	"
Bordeaux	Picot	*Idem.*	"
Bordeaux	Moraché	*Idem.*	"
Bordeaux	Guillaud	*Idem.*	13 mars 1876.
Bordeaux	Layet	*Idem.*	"
Bordeaux	Pitres	*Idem.*	15 mai 1878.
Lyon	Soulier	*Idem.*	"
École d'Alger	Malosse	*Idem.*	27 juillet 1886.
Lyon	Poncet	*Idem.*	15 juillet 1878.
Lyon	Cazeneuve	*Idem.*	17 août 1878.
Bordeaux	Demons	1er janvier 1892.	"
Lyon	Teissier	*Idem.*	15 mai 1878.
Lille	Lambling	*Idem.*	27 juillet 1886.
Bordeaux	Viault	1er janvier 1893.	27 juillet 1880.
Nancy	Garnier	*Idem.*	*Idem.*
Montpellier	Carrieu	*Idem.*	15 mai 1878.
Montpellier	Mairet	*Idem.*	*Idem.*
Bordeaux	Badal	1er janvier 1894.	"
Bordeaux	Blarez	*Idem.*	23 juillet 1883.
École d'Alger	Planteau	*Idem.*	10 sept. 1883.
Nancy	Hergott	1er janvier 1895.	25 juillet 1878.

FACULTÉS DE MÉDECINE. (Suite.)

FACULTÉS.	NOMS.	DATE de la DERNIÈRE PROMOTION.	DATE D'AGRÉGATION.
	TROISIÈME CLASSE. (Suite.)		
Bordeaux......	MM. Bergonié......	1er janvier 1895.	23 juillet 1883.
Lille..........	Baudry........	*Idem*..........	24 juillet 1883.
Nancy........	Schmitt........	1er janvier 1896.	20 mars 1883.
Montpellier....	Granel........	*Idem*..........	10 sept. 1883.
Lille..........	Wertheimer....	1er janvier 1898.	*Idem*.
Nancy........	Macé..........	1er janvier 1899.	*Idem*.
Montpellier....	Ville..........	1er janvier 1900.	23 juillet 1883.
Bordeaux......	Arnozan........	*Idem*..........	1er nov. 1880.
École d'Alger...	Hérail........	1er nov. 1900..	1er nov. 1889.
Lyon..........	Hugounenq....	1er janvier 1901.	27 juillet 1886.
Montpellier....	Forgue........	*Idem*..........	18 juin 1888.
Nancy........	Nicolas........	*Idem*..........	11 sept. 1886.
Lille..........	Lemoine........	1er janvier 1902.	6 avril 1886.
Nancy........	Vuillemin......	1er janvier 1903.	1er nov. 1885.
Toulouse......	Labéda........	1er janvier 1904.	"
Toulouse......	Frébault......	*Idem*..........	"
Toulouse......	André........	*Idem*..........	"
Toulouse......	Mossé........	*Idem*..........	1er nov. 1880.
Nancy........	Simon........	*Idem*..........	16 avril 1887.
Bordeaux......	Ferré........	*Idem*..........	1er nov. 1886.
Toulouse......	Saint-Ange....	*Idem*..........	"
Toulouse......	Jeannel........	*Idem*..........	"
Toulouse......	Tapie..........	*Idem*..........	1er nov. 1887.
Bordeaux......	de Nabias......	*Idem*..........	1er nov. 1886.
Nancy........	Prenant........	*Idem*..........	1er nov. 1892.
Toulouse......	Brœmer........	*Idem*..........	"
Toulouse......	Lamic..........	*Idem*..........	"
Toulouse......	Abelous........	*Idem*..........	1er nov. 1892.
Bordeaux......	Boursier........	1er janvier 1905.	1er nov. 1880.
Lyon..........	Bard (*en congé*).[1]	*Idem*..........	1er nov. 1883.
Montpellier....	Truc..........	*Idem*..........	1er nov. 1886.
Lille..........	Doumer........	*Idem*..........	1er nov. 1883.
Lyon..........	Florence......	*Idem*..........	1er nov. 1886.
Montpellier....	Gilis..........	*Idem*..........	*Idem*.
Lille..........	Combemale....	*Idem*..........	16 mai 1889.
Lyon..........	Pollosson......	1er janvier 1906.	1er nov. 1883.
Montpellier....	Vialleton......	*Idem*..........	1er nov. 1889.

[1] Application du décret du 9 décembre 1898.

FACULTÉS DE MÉDECINE. (Suite.)

QUATRIÈME CLASSE.

(Les professeurs sont classés par ordre d'ancienneté, conformément aux prescriptions du décret du 16 juillet 1881.)

FACULTÉS.	NOMS.	DATE de LA NOMINATION.	DATE D'AGRÉGATION.
Nancy	MM. Meyer	1er nov. 1894	1er nov. 1889.
Montpellier	Baumel (1)	3 avril 1898	1er nov. 1883.
Lille	Curtis	22 février 1896.	1er nov. 1892.
Montpellier	Hédon	1er nov. 1894	1er nov. 1889.
Montpellier	Rodet	1er nov. 1897	1er nov. 1886.
Nancy	Rohmer	1er nov. 1899	1er nov. 1883.
Lille	Barrois	12 nov. 1894	1er nov. 1886.
Montpellier	Sarda	1er avril 1898	1er nov. 1889.
Bordeaux	Denigès (2)	3 mai 1898	*Idem.*
Montpellier	Estor	1er février 1896.	*Idem.*
Toulouse	Rémond	1er mai 1896	1er nov. 1892.
Bordeaux	Moussous	1er mars 1898	1er nov. 1886.
Lille	Surmont	1er déc. 1896	1er nov. 1892.
Montpellier	Ducamp	12 nov. 1895	*Idem.*
Toulouse	Penières	1er mai 1896	1er août 1875.
Lyon	Weill (3)	1er nov. 1901	1er nov. 1886.
Bordeaux	Sigalas	*Idem.*	1er nov. 1892.
Lyon	Beauvisage	1er nov. 1903	1er nov. 1883.
Montpellier	H. Bertin-Sans	1er nov. 1902	1er nov. 1898.
Lille	Laguesse	22 février 1896.	1er nov. 1892.
Lyon	Courmont	17 mars 1900	*Idem.*
Toulouse	Audry	26 mai 1899	//
Bordeaux	Lefour	1er nov. 1898	1er nov. 1880.
Nancy	Parisot	1er nov. 1904	1er nov. 1887.
École d'Alger	Curtillet	16 mars 1902	1er nov. 1895.
Lille	Fockeu	1er mars 1904	//
Toulouse	Guiraud	26 mai 1899	//
Toulouse	Marie	1er avril 1903	//
Montpellier	Vallois	1er janvier 1906.	1er nov. 1895.
Toulouse	Bézy	1er avril 1903	//
Bordeaux	Cannieu	1er nov. 1899	1er nov. 1895.
Toulouse	Maurel	1er mars 1904	//
Montpellier	Bosc	14 juin 1900	1er nov. 1895.
Lille	Charmeil	1er nov. 1898	*Idem.*
Lyon	Jaboulay	15 mars 1902	1er nov. 1886.
Lille	Gérard	1er nov. 1902	1er nov. 1898.

(1) Chaire fondée par l'Université de Montpellier. — (2) Chaire fondée par l'Université de Bordeaux. — (3) Chaire fondée par l'Université de Lyon. — Les professeurs des chaires fondées par les Universités ne peuvent recevoir d'augmentation de traitement sur les fonds de l'État.

FACULTÉS DE MÉDECINE. (Suite.)

FACULTÉS.	NOMS.	DATE de LA NOMINATION.	DATE D'AGRÉGATION.
	QUATRIÈME CLASSE (Suite).		
Lille	MM. Carlier	15 mars 1902	1er nov. 1892.
Lyon	Rollet	1er janv. 1905	*Idem.*
Lyon	Fabre	1er nov. 1904	1er nov. 1901.
Lille	Calmette	1er nov. 1898	"
Toulouse	Guilhem	1er mars 1904	"
Bordeaux	Dupouy	1er déc. 1904	1er nov. 1901.
Bordeaux	Le Dantec (1)	5 juin 1902	1er nov. 1895.
Lille	Verdun	1er mars 1904	1er nov. 1898.

(1) Chaire fondée par l'Université de Bordeaux. — Les professeurs des chaires fondées par les Universités ne peuvent recevoir d'augmentation de traitement sur les fonds de l'État.

PROFESSEUR HORS RANG.

NOM.	DATE de la DERNIÈRE PROMOTION.	DATE D'AGRÉGATION.
M. Engel	1er janvier 1899	13 mars 1876.

FACULTÉS DES SCIENCES.

FACULTÉS.	NOMS.	DATE de LA DERNIÈRE PROMOTION.
	PREMIÈRE CLASSE.	
Poitiers	MM. Maillard	1er janvier 1902.
École d'Alger	Thévenet	*Idem.*
Caen	de Saint-Germain	*Idem.*
Nancy	Le Monnier	1er janvier 1903.
Nancy	Floquet	*Idem.*
Grenoble	Collet	*Idem.*
Toulouse	Legoux	1er janvier 1904.
Marseille	Heckel	*Idem.*
Lille	Bertrand	*Idem.*
Montpellier	Flahault	*Idem.*
Dijon	Jobert	1er janvier 1905.
Toulouse	Moquin-Tandon	1er janvier 1906.
Nancy	Blondlot	*Idem.*

FACULTÉS DES SCIENCES. (Suite.)

FACULTÉS.	NOMS.	DATE de LA DERNIÈRE PROMOTION.
	DEUXIÈME CLASSE.	
Bordeaux	MM. Gayon	1er janvier 1902.
Toulouse	P. Sabatier	*Idem.*
Marseille	Charve	1er janvier 1903.
Clermont	Pellet	1er janvier 1904.
Lyon	Barbier	*Idem.*
Caen	Riquier	*Idem.*
Montpellier	de Forcrand	*Idem.*
Grenoble	Kilian	*Idem.*
Dijon	Hurion	1er janvier 1905.
Lyon	Gouy	*Idem.*
Rennes	Crié	1er janvier 1906.
Poitiers	Schneider	*Idem.*
Lyon	Depéret	*Idem.*
	TROISIÈME CLASSE.	
Marseille	MM. Sauvage	1er janvier 1887.
Nancy	Thoulet	*Idem.*
Lille	Damien	1er janvier 1888.
Dijon	Collot	*Idem.*
École d'Alger	Viguier	*Idem.*
Lille	Hallez	1er janvier 1889.
Besançon	Boutroux	*Idem.*
Lille	Demartres	1er janvier 1890.
Poitiers	Garbe	*Idem.*
Montpellier	Dautheville	1er janvier 1891.
Lyon	Dubois	1er janvier 1892.
Clermont	Poirier	1er janvier 1893.
Besançon	Charbonnel-Salle	1er janvier 1894.
Lyon	Gérard	*Idem.*
Montpellier	Fabry	*Idem.*
Besançon	Magnin	1er janvier 1895.
Grenoble	Pionchon	*Idem.*
Caen	Louise	1er janvier 1896.
Nancy	Molk	*Idem.*
Dijon	Duport	1er janvier 1897.
Caen	Lignier	*Idem.*
Lille	Petot	1er janvier 1898.
Bordeaux	Gossart	1er janvier 1899.
Bordeaux	Kunstler	1er janvier 1900.
Toulouse	Leclerc du Sablon	*Idem.*

FACULTÉS DES SCIENCES. (Suite.)

FACULTÉS.	NOMS.	DATE de LA DERNIÈRE PROMOTION.
	TROISIÈME CLASSE. (Suite.)	
Clermont	MM. Guichard	1er janvier 1900.
École d'Alger	Ficheur	1er novembre 1900.
Clermont	Girod	1er janvier 1901.
Marseille	Vayssière	*Idem.*
Nancy	Arth	*Idem.*
Marseille	Vasseur	*Idem.*
Nancy	Guntz	*Idem.*
Toulouse	Cosserat	*Idem.*
Lyon	Offret	1er janvier 1902.
Poitiers	Welsch	*Idem.*
Grenoble	Lachmann	*Idem.*
Toulouse	Roule	*Idem.*
Montpellier	Delage	*Idem.*
Bordeaux	Fallot	1er janvier 1903.
Lille	Buisine	*Idem.*
Rennes	Lacour	*Idem.*
Lyon	Koehler	*Idem.*
Poitiers	Dangeard	*Idem.*
Grenoble	Recoura	*Idem.*
Montpellier	Meslin	*Idem.*
Lille	Barrois	1er janvier 1904.
Caen	Joyeux-Laffuie	*Idem.*
Toulouse	Caralp	*Idem.*
Toulouse	Prunet	*Idem.*
Bordeaux	Duhem	*Idem.*
Nancy	Petit	*Idem.*
Lyon	Vessiot	*Idem.*
Lyon	Flamme	1er janvier 1905.
Poitiers	Roux	*Idem.*
Marseille	Jourdan	*Idem.*
Marseille	Perdrix	*Idem.*
Dijon	Pigeon	*Idem.*
Nancy	Vogt	*Idem.*
Toulouse	Mathias	*Idem.*
Dijon	Bataillon	*Idem.*
Toulouse	Bouasse	*Idem.*
Bordeaux	Sauvageau	*Idem.*
Rennes	Seunes	*Idem.*
Montpellier	Curie	1er janvier 1906.
Bordeaux	Vèzes	*Idem.*
Rennes	Moreau	*Idem.*

FACULTÉS DES SCIENCES. (Suite.)

QUATRIÈME CLASSE.

(Les professeurs sont classés par ordre d'ancienneté, conformément aux prescriptions du décret du 16 juillet 1881.)

FACULTÉS.	NOMS.	DATE de LA NOMINATION.
École d'Alger	MM. Muller	1er février 1891.
Besançon	Parmentier [1]	1er novembre 1905.
Caen	Bigot	2 août 1893.
Lyon	Vignon	1er novembre 1896.
Rennes	Daniel [2]	25 mai 1903.
Marseille	Houllevigue	14 juin 1900.
Lille	Picart	1er novembre 1899.
Bordeaux	Cousin	1er janvier 1902.
Clermont	Chavastelon	1er novembre 1904.
Nancy	Cuénot	1er novembre 1898.
Rennes	Guitel	1er janvier 1904.
Nancy	Muller	1er décembre 1899.
Bordeaux	Vigouroux	7 février 1902.
Rennes	Le Roux	5 mars 1903.
Bordeaux	Padé	5 juin 1902.
Marseille	Fabry	1er mars 1904.
Besançon	Andrade	1er novembre 1902.
Toulouse	Bertrand	1er novembre 1900.
Marseille	Rivals	1er novembre 1905.
Besançon	Delassus	1er janvier 1904.
Rennes	Cavalier	1er novembre 1903.
Dijon	Queva	1er novembre 1902.
Lille	Swyngedauw	1er novembre 1905.
Besançon	Perreau	1er novembre 1902.
Clermont	Glangeaud	1er janvier 1906.
Grenoble	Léger	5 juin 1902.
Caen	Maurain	1er février 1905.
École d'Alger	Maige	1er janvier 1903.
Nancy	Cartan	1er novembre 1904.
Marseille	Darboux	1er janvier 1905.
Toulouse	Job	1er mars 1904.
Grenoble	Cotton	1er novembre 1904.
Besançon	Fournier	15 mars 1902.
Montpellier	Dubosq	1er novembre 1904.
Poitiers	Drach	*Idem.*
Bordeaux	Perez	*Idem.*
Grenoble	Barbillion	1er novembre 1905.

(1) Chaire fondée par l'Université de Besançon. (2) Chaire fondée par l'Université de Rennes.

Les professeurs des chaires fondées par les Universités ne peuvent recevoir d'augmentation de traitement sur les fonds de l'État.

FACULTÉS DES SCIENCES. (Suite.)

PROFESSEUR HORS RANG.

NOM.	DATE de LA DERNIÈRE PROMOTION.
M. Pruvôt	1er janvier 1896.

PROFESSEURS DIRECTEURS D'OBSERVATOIRES,
hors rang par application du décret du 24 janvier 1884.

FACULTÉS.	NOMS.	FACULTÉS.	NOMS.
Bordeaux	MM. Rayet.	Toulouse	MM. Baillaud.
Lyon	André.	Clermont	Brunhes.
Marseille	Stéphan.	Besançon	Lebœuf.

FACULTÉS DES LETTRES.

FACULTÉS.	NOMS.	DATE de LA DERNIÈRE PROMOTION.
	PREMIÈRE CLASSE.	
Caen	MM. Tessier	1er janvier 1893.
Clermont	des Essarts	1er janvier 1897.
Lille	Thomas	1er janvier 1898.
Toulouse	Hallberg	1er janvier 1899.
Montpellier	Castets	1er janvier 1900.
Lille	Penjon	1er janvier 1901.
Besançon	Boucher	1er janvier 1902.
Aix	Gaffarel	*Idem.*
Poitiers	Hild	*Idem.*
Montpellier	Bonnet	1er janvier 1903.
Besançon	Pingaud	1er janvier 1906.
Bordeaux	Waltz	*Idem.*
	DEUXIÈME CLASSE.	
Poitiers	MM. Parmentier	1er janvier 1899.
Rennes	Delaunay	*Idem.*

FACULTÉS DES LETTRES. (Suite.)

FACULTÉS.	NOMS.	DATE de LA DERNIÈRE PROMOTION.
DEUXIÈME CLASSE. (Suite.)		
Toulouse	MM. Molinier	1er janvier 1901.
Lyon	Clédat	*Idem.*
Lyon	Fontaine	1er janvier 1902.
Rennes	Loth	*Idem.*
Nancy	Pfister	*Idem.*
Nancy	Krantz	1er janvier 1903.
Toulouse	Mérimée	1er janvier 1905.
Besançon	Colsenet	1er janvier 1906.
Lyon	Bertrand	*Idem.*
Besançon	Droz	*Idem.*
Lyon	Regnaud	*Idem.*
TROISIÈME CLASSE.		
Grenoble	MM. de Crozals	1er janvier 1891.
Aix	Constans	1er janvier 1892.
Toulouse	Beaudoin	*Idem.*
Nancy	Souriau (Paul)	1er janvier 1893.
Poitiers	Carré	1er janvier 1894.
Caen	Souriau (Maurice)	*Idem.*
Aix	Ducros	*Idem.*
Nancy	Martin	*Idem.*
Grenoble	Morillot	*Idem.*
Clermont	Joyau	1er janvier 1896.
Montpellier	Gachon	*Idem.*
Nancy	Diehl	*Idem.*
Lyon	Allègre	1er janvier 1897.
Nancy	Collignon (Albert)	1er janvier 1898.
Lyon	Jullien	*Idem.*
Lille	Angellier	*Idem.*
Lyon	Mariéjol	*Idem.*
Poitiers	Ernault	*Idem.*
Bordeaux	Bourciez	1er janvier 1899.
École d'Alger	Waille	*Idem.*
Nancy	Thiaucourt	*Idem.*
Besançon	Vernier	*Idem.*
Toulouse	Jeanroy	*Idem.*
École d'Alger	Gsell	*Idem.*
Rennes	Allais	1er janvier 1900.
Nancy	Auerbach	*Idem.*
Toulouse	Dognon	*Idem.*
Clermont	Desdevises du Dézert	*Idem.*
Lille	Dupont	1er janvier 1901.

FACULTÉS DES LETTRES (Suite.)

FACULTÉS.	NOMS.	DATE de LA DERNIÈRE PROMOTION.
TROISIÈME CLASSE. (Suite.)		
Montpellier	MM. Rigal	1er janvier 1901.
Lyon	Ehrhard	*Idem.*
Bordeaux	Durckheim	*Idem.*
Aix	Clerc	1er janvier 1902.
Montpellier	Maury	*Idem.*
Lille	Langlois	*Idem.*
Bordeaux	Radet	*Idem.*
Lyon	Fabia	*Idem.*
Poitiers	Boissonnade	*Idem.*
Bordeaux	Paris	1er janvier 1903.
Dijon	Dorison	*Idem.*
Bordeaux	de la Ville de Mirmont	*Idem.*
Toulouse	Dürrbach	*Idem.*
Lyon	Chabot	*Idem.*
Bordeaux	Le Breton	*Idem.*
Dijon	Roy	1er janvier 1904.
Toulouse	Lécrivain	*Idem.*
Caen	Lemercier	*Idem.*
Poitiers	Mauxion	*Idem.*
Bordeaux	Marion	1er janvier 1905.
Grenoble	Dumesnil	*Idem.*
Aix	Bonafous	*Idem.*
Aix	Brenous	*Idem.*
Montpellier	Milhaud	*Idem.*
Bordeaux	Rodier	*Idem.*
Rennes	Basch	*Idem.*
Toulouse	Zyromski	*Idem.*
Lille	Lefèvre	*Idem.*
Grenoble	Besson	1er janvier 1906.
Lille	Piquet	*Idem.*
Montpellier	Pélissier (1)	*Idem.*
Rennes	Bourdon	*Idem.*
Lyon	Waddington	*Idem.*
Lyon	Goblot	*Idem.*
Bordeaux	Camena d'Almeida	*Idem.*
Caen	Huguet	*Idem.*
Aix	Masson (2)	*Idem.*
Bordeaux	Masqueray	*Idem.*

(1) Chaire fondée par l'Université de Montpellier. — (2) Chaire instituée par fondation. — Les professeurs des chaires fondées par les Universités et des chaires instituées par fondation ne peuvent recevoir d'augmentation de traitement sur les fonds de l'État.

FACULTÉS DES LETTRES. (Suite.)

QUATRIÈME CLASSE.

(Les professeurs sont classés par ordre d'ancienneté, conformément aux prescriptions du décret du 16 juillet 1881.)

FACULTÉS.	NOMS.	DATE de LA NOMINATION.
Toulouse	MM. Dumas	20 janvier 1898.
Toulouse	Thouverez	1er novembre 1901.
Bordeaux	Imbart de la Tour (*en congé*)	16 mai 1893.
Toulouse	Guy	1er décembre 1901.
Lille	Dufour	16 février 1897.
Rennes	Sée	*Idem.*
Besançon	Vandaele	1er janvier 1903.
Lyon	Legrand	1er janvier 1902.
Poitiers	Arnould (*en congé*)(1)	26 novembre 1898.
Clermont	Pineau	1er avril 1904.
Besançon	Guiraud	1er novembre 1900.
Bordeaux	Richard	1er novembre 1905.
Dijon	Hauser	16 février 1897.
Bordeaux	Lorin	1er novembre 1899.
Poitiers	Audouin	1er novembre 1902.
Nancy	Pariset	1er décembre 1901.
Dijon	Gérard-Varet	7 mai 1901.
Rennes	Le Braz	1er janvier 1905.
Dijon	Legras	1er novembre 1898.
Dijon	Stouff	1er janvier 1903.
Lille	Petit-Dutaillis	1er novembre 1899.
Grenoble	Chabert	1er novembre 1900.
Lyon	Lechat	1er novembre 1905.
Rennes	Dottin(2)	1er novembre 1903.
Bordeaux	Strowski	1er janvier 1906.
Grenoble	Colardeau	1er novembre 1903.
Toulouse	Navarre	1er décembre 1901.
Montpellier	Vianey	*Idem.*
Lyon	Charléty (3)	1er février 1904.
Toulouse	Bouglé	1er décembre 1901.
Montpellier	Grammont	*Idem.*
Lyon	Thomas	1er janvier 1906.
Aix	Blondel (*en congé*).	1er décembre 1901.
Clermont	Audollent	1er avril 1905.
École d'Alger	Bernard	1er novembre 1896.

(1) Application du décret du 9 décembre 1898. — (2) Chaire fondée par l'Université de Rennes. (3) Chaire fondée par l'Université de Lyon.

Les professeurs des chaires fondées par les Universités ne peuvent recevoir d'augmentation de traitement sur les fonds de l'État.

FACULTÉS DES LETTRES. (Suite.)

FACULTÉS.	NOMS.	DATE de LA NOMINATION.
QUATRIÈME CLASSE. (Suite.)		
Grenoble	MM. Hauvette	1er novembre 1903.
Lyon	Kleinclausz	1er janvier 1903.
Caen	Barbeau	1er novembre 1904.
Caen	Prentout	1er janvier 1904.
Clermont	Bréhier	1er novembre 1903.
Caen	Rainaud	22 février 1901.
Lille	Benoît	1er novembre 1905.
École d'Alger	Yver	16 avril 1905.
Lille	Sagnac	1er novembre 1905.
Lyon	Baldensperger	24 février 1902.

PROFESSEURS HORS RANG.

NOMS.	DATE de LA DERNIÈRE PROMOTION.
MM. Denis	1er janvier 1904.
Mabilleau	1er janvier 1894.
Legouis	1er janvier 1904.

ÉCOLES SUPÉRIEURES DE PHARMACIE.

ÉCOLES.	NOMS.	DATE de la DERNIÈRE PROMOTION.	DATE D'AGRÉGATION.
PREMIÈRE CLASSE.			
Nancy	M. Godfrin	1er janvier 1903.	»
DEUXIÈME CLASSE.			
Montpellier	MM. Courchet	1er janvier 1902.	2 juillet 1884.
Montpellier	Massol	1er janvier 1903.	20 nov. 1882.

ÉCOLES SUPÉRIEURES DE PHARMACIE. (Suite.)

ÉCOLES.	NOMS.	DATE de LA DERNIÈRE PROMOTION.	DATE D'AGRÉGATION.
	TROISIÈME CLASSE.		
Montpellier....	MM. Astre.........	1er janvier 1902.	1er nov. 1894.
Nancy........	Klobb........	*Idem*..........	1er nov. 1889.
Nancy........	Guérin........	1er janvier 1903.	1er nov. 1886.
Montpellier....	Jadin.........	*Idem*..........	1er nov. 1894.

QUATRIÈME CLASSE.

(Les professeurs sont classés par ordre d'ancienneté, conformément aux prescriptions du décret du 16 juillet 1881.)

ÉCOLES.	NOMS.	DATE de LA NOMINATION.	DATE D'AGRÉGATION.
Montpellier....	MM. Planchon [1]....	1er avril 1901...	1er nov. 1894.
Nancy........	Brunotte......	18 nov. 1901...	1er nov. 1889.
Montpellier....	Imbert........	1er nov. 1902...	1er nov. 1899.
Nancy........	Favrel.......	*Idem*..........	*Idem*.
Nancy........	Grélot........	*Idem*..........	*Idem*.
Montpellier....	Fonzes-Diacon..	1er nov. 1903...	*Idem*.

[1] Chaire fondée par l'Université de Montpellier.
Les professeurs des chaires fondées par les Universités ne peuvent recevoir d'augmentation de traitement sur les fonds de l'État.

Imprimerie nationale. — 2115 85 1905.

www.ingramcontent.com/pod-product-compliance
Ingram Content Group UK Ltd.
Pitfield, Milton Keynes, MK11 3LW, UK
UKHW012312240726
13966UKWH00005B/1822